QUELQUES

CONSIDÉRATIONS

SUR LE MODE D'ACTION DE COUPS DE FEU TIRÉS A BOUT PORTANT ET A DISTANCE

SUR DES TISSUS VIVANTS ET SUR DES VÊTEMENTS

PAR M. LE DOCTEUR HOUZÉ DE L'AULNOIT

Professeur à l'École de Médecine,
Chirurgien de l'hôpital Saint-Sauveur.

LILLE
IMPRIMERIE L. DANEL.

1870.

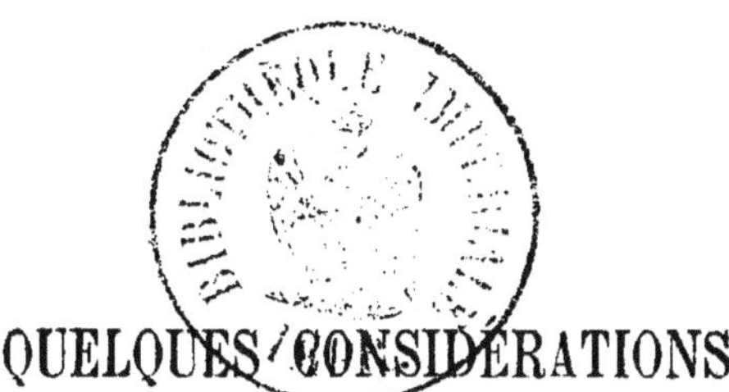

QUELQUES CONSIDÉRATIONS

SUR LE MODE D'ACTION DE COUPS DE FEU TIRÉS A BOUT PORTANT ET A DISTANCE

SUR DES TISSUS VIVANTS ET SUR DES VÊTEMENTS.

QUELQUES CONSIDÉRATIONS

SUR LE MODE D'ACTION DE COUPS DE FEU TIRÉS A BOUT PORTANT
ET A DISTANCE

SUR DES TISSUS VIVANTS ET SUR DES VÊTEMENTS,

PAR M. LE DOCTEUR HOUZÉ DE L'AULNOIT,

Professeur à l'École de Médecine,
Chirurgien de l'Hôpital Saint-Sauveur.

D'après plusieurs observations que j'ai recueillies, comme
médecin légiste, j'ai été à même de constater non-seulement
les différences que présentent les orifices d'entrée et de sortie
d'une balle tirée soit à distance, soit à bout portant, mais également le peu de force que présente le projectile quand l'arme se
trouve appliquée au contact immédiat avec les tissus ou les
vêtements.

Des pièces d'anatomie pathologique soumises à l'examen de
la Société des Sciences, le 14 janvier 1870, et que j'ai sous
les yeux, ne laissent pas le moindre doute à cet égard.

Quelques-unes de ces pièces m'ont été fournies par la femme
Fontaine, tuée le 1er janvier 1870, par son mari, à Roubaix,
d'un coup de révolver. Le coup de feu a été tiré à bout portant
sur la tempe droite. La balle a traversé la peau, le muscle tem-

1 Extrait des Mémoires de la Société impériale des Sciences, de l'Agri-
culture et des Arts de Lille, année 1870, 3ᵉ série, VIIIᵉ volume.

poral, le crâne, la dure-mère, l'épaisseur de l'encéphale et a été retrouvée dans l'intérieur de l'extrémité postérieure du lobe occipital gauche.

La mort a été instantanée par suite de la déchirure de la protubérance et d'une partie du cervelet.

La peau, qui a tout d'abord livré passage à la balle, offre une perforation arrondie, du diamètre d'une grosse tête d'épingle. Un petit cercle brunâtre, formé par une eschare, entoure la perforation. Ce cercle est lui-même circonscrit par une auréole de la grandeur d'une pièce de cinq francs, remarquable par une teinte jaunâtre et par de nombreux grains de poudre enfoncés soit à la surface, soit dans l'épaisseur du derme. L'orifice de sortie, en-dessous de la peau, est deux fois plus considérable que celui d'entrée.

Le crâne est largement perforé ; son diamètre l'emporte sur celui de la balle.

La dure-mère a une forme étoilée. Sa déchirure est plus considérable que celle des parois osseuses.

On peut suivre, dans l'intérieur de l'encéphale, le trajet oblique en dedans, en arrière et en bas du projectile.

La projection a été si faible que la paroi opposée du crâne n'a pas été traversée et que c'est dans l'intérieur du cerveau que la balle a été découverte.

La faible portée de la balle, quand le coup est tiré à bout portant, se fait également remarquer dans l'observation suivante :

Voici dans quelles circonstances.

Le 12 janvier 1870, le sieur Dhellemme, architecte, tire à bout portant un coup de revolver contre le sieur Mathon, du faubourg de la Barre. Ce dernier lève instinctivement le bras gauche et la balle sillonne le bord cubital à l'union du tiers supérieur avec les deux tiers inférieurs, traverse onze couches de vêtements appartenant au membre supérieur et au tronc et vient s'amortir contre la chemise qui recouvre le ventre, en contusionnant la paroi abdominale gauche, à douze centimètres en-dehors de l'ombilic.

Sur la manche de la chemise, on retrouve une solution de continuité entourée d'un cercle brunâtre formé par les grains de poudre. Grâce à la faiblesse de projection, la balle n'a pu traverser les parois abdominales. C'est à cette heureuse circonstance que le sieur Mathon doit de n'avoir pas été blessé mortellement. Nul doute que les parois n'eussent été perforées si le coup, au lieu d'être tiré à bout portant, eût été tiré à une distance de plusieurs mètres.

Il résulte, également, d'une série d'expériences sur divers vêtements, que je fis avec M. Divoir, armurier à Lille, sur la réquisition de M. le Juge d'instruction, à l'effet de déterminer si une déchirure que porte un gilet a été faite, lors de l'assassinat de la femme Fontaine, de Roubaix, par un coup de feu, et dans l'affirmative, à quelle distance le coup de feu a été tiré :

1° qu'un coup de feu, tiré à une distance de deux pas, a produit à l'étoffe une perte de substance, de forme ovalaire, d'une longueur d'un centimètre et d'une largeur de cinq millimètres ;

2° qu'un autre, tiré à dix centimètres et le gilet plié en double, a déterminé sur la première paroi un orifice ayant une forme circulaire et dont le diamètre égalait celui d'une grosse tête d'épingle; sur la deuxième paroi, le trou était plus grand : il y avait perte de substance.

La balle, en traversant les doublures, y a laissé l'empreinte d'une déchirure d'une étendue de six millimètres, avec saillie des filaments du côté de la sortie;

---

[1] Nos expériences ont été faites avec un revolver de poche, à cinq coups; le même qui avait servi à la perpétration du crime de Roubaix.

Dans ces deux premières expériences il n'y a pas eu de trace de brûlure ni production d'auréole jaunâtre;

3° que des coups de feu tirés à bout portant sur le gilet simple ont amené chaque fois de très-petites perforations semi-circulaires entourées d'une auréole jaunâtre avec décoloration des tissus et d'un diamètre de cinq centimètres.

Sur la doublure existaient les orifices de sortie ayant l'aspect d'une déchirure déchiquetée, infundibuliforme et d'une longueur de trois millimètres;

4° que des coups de feu, tirés à bout portant sur le vêtement plié en double, ont produit, au niveau du premier orifice d'entrée, un petit enfoncement circonscrit par une auréole jaunâtre ayant cinq centimètres de diamètre, due à la brûlure du drap par la poudre.

La déchirure du deuxième orifice d'entrée a une forme irrégulière.

Les deux orifices de sortie sur la doublure ont déterminé une solution de continuité avec entraînement de tissus.

Comme le gilet présenté par M. le juge d'instruction et soumis à notre examen offrait, au niveau du deuxième bouton et à dix centimètres de la poche droite, deux solutions de continuité : la première, arrondie, d'un diamètre de cinq millimètres, entourée d'une auréole jaunâtre, et la seconde, affectant une forme linéaire d'une longueur de quinze millimètres, il nous a été permis de conclure qu'une grande similitude existait entre les désordres produits par la quatrième série d'expériences et les déchirures observées immédiatement après l'assassinat de la femme Fontaine, de Rouhaix, sur le gilet d'un des témoins de cette scène sanglante, *et qu'en conséquence elles avaient été faites par un seul coup tiré à bout portant et le gilet plié en double.*

Ainsi donc, à bout portant on remarque toujours, outre une très-petite perforation pour le passage de la balle, une brûlure du tissu, de forme circulaire, d'un diamètre de cinq centimètres et due tout autant à la brûlure qu'au dépôt de grains de poudre, caractères qui n'existent pas quand le coup est tiré à deux pas et même à dix centimètres de distance, attendu que, dans ces derniers cas, au lieu d'une perforation à peine visible, il y a large perte de substance, et que l'auréole, provenant des grains de poudre et de la brûlure, fait constamment défaut.

Il est de la plus haute importance pour le médecin légiste de pouvoir déterminer à quelle distance un coup de feu a été tiré, puisque, d'après la distance, on peut souvent apprécier la position respective de l'assaillant et de la victime.

Il est également intéressant pour le chirurgien de savoir qu'une balle tirée à bout portant a peu de portée et qu'elle devra souvent se rencontrer soit dans le vêtement, soit dans l'intérieur des organes.

Tels sont les motifs qui m'ont engagé à résumer dans ce travail les recherches que j'ai faites, il y a peu de jours, pour éclairer la Justice, et à l'aide desquelles il m'a été possible de répondre aux questions posées par nos magistrats.

Cependant, ces motifs, quelques puissants qu'ils puissent être, ne m'auraient pas décidé à publier le résultat de ces deux expertises médico-légales si je n'avais pas remarqué le désaccord qui règne parmi les auteurs au sujet du mode de perforation des tissus organiques et des vêtements par des balles tirées à distance ou à bout portant.

Ainsi, MM. Briand et Chaudé, s'appuyant sur les expériences de MM. Ollivier d'Angers et Huguier, que par suite des variétés que peuvent présenter l'excès de tension ou de relâchement des tissus, la forme plus ou moins régulière du projectile, la déformation qu'il peut éprouver en traversant des parties plus ou moins résistantes, déclarent qu'il faut reconnaître, avec M. Devergie, comme cause essentielle de la différence entre la grandeur relative des ouvertures d'entrée et de sortie, la distance à laquelle le coup a été tiré. Nous nous ralliions à cette proposition, mais nos expériences et surtout les pièces d'anatomie pathologique que nous avons recueillies ne nous permettent pas d'accepter d'une manière aussi absolue l'opinion suivante :

« *que le plus généralement, de près, le projectile fait son entrée*
» *beaucoup plus grande; à distance, les ouvertures sont égales;*
» *à distance plus grande encore, l'ouverture de sortie devient plus*
» *grande que celle d'entrée* [1].

Chez la femme Fontaine, d'après la forme circulaire de l'auréole due à l'incrustation des grains de poudre dans la peau, le coup a été tiré de près, et cependant l'orifice d'entrée au niveau de la tempe s'est montré à notre examen beaucoup plus petit que la perforation du muscle temporal, de l'aponévrose, de la paroi crânienne et de la dure-mère.

On ne peut ainsi conclure avec ces auteurs que, lorsque le coup de feu a été tiré de près, l'ouverture d'entrée est sensiblement plus ~~petite~~ *grande* que l'ouverture de sortie, puisque c'est le contraire que nous avons constaté dans l'observation ci-dessus mentionnée.

Il en résulte donc que de nouvelles recherches sont indispensables pour fixer ce point intéressant de la science.

Puissions-nous les provoquer de la part de nos confrères en maintenant tout au moins un doute dans leur esprit au lieu de l'affirmation par trop exclusive de certains expérimentateurs, et nous croirons avoir rendu service à la science et surtout à la médecine légale, qui ne doit pas se contenter de semblables contradictions alors que de son avis dépend souvent la condamnation ou l'acquittement d'un accusé.

[1] Briand et Chaudé, traité de médecine légale, page 321.

Lille-Imp. L. Danel.

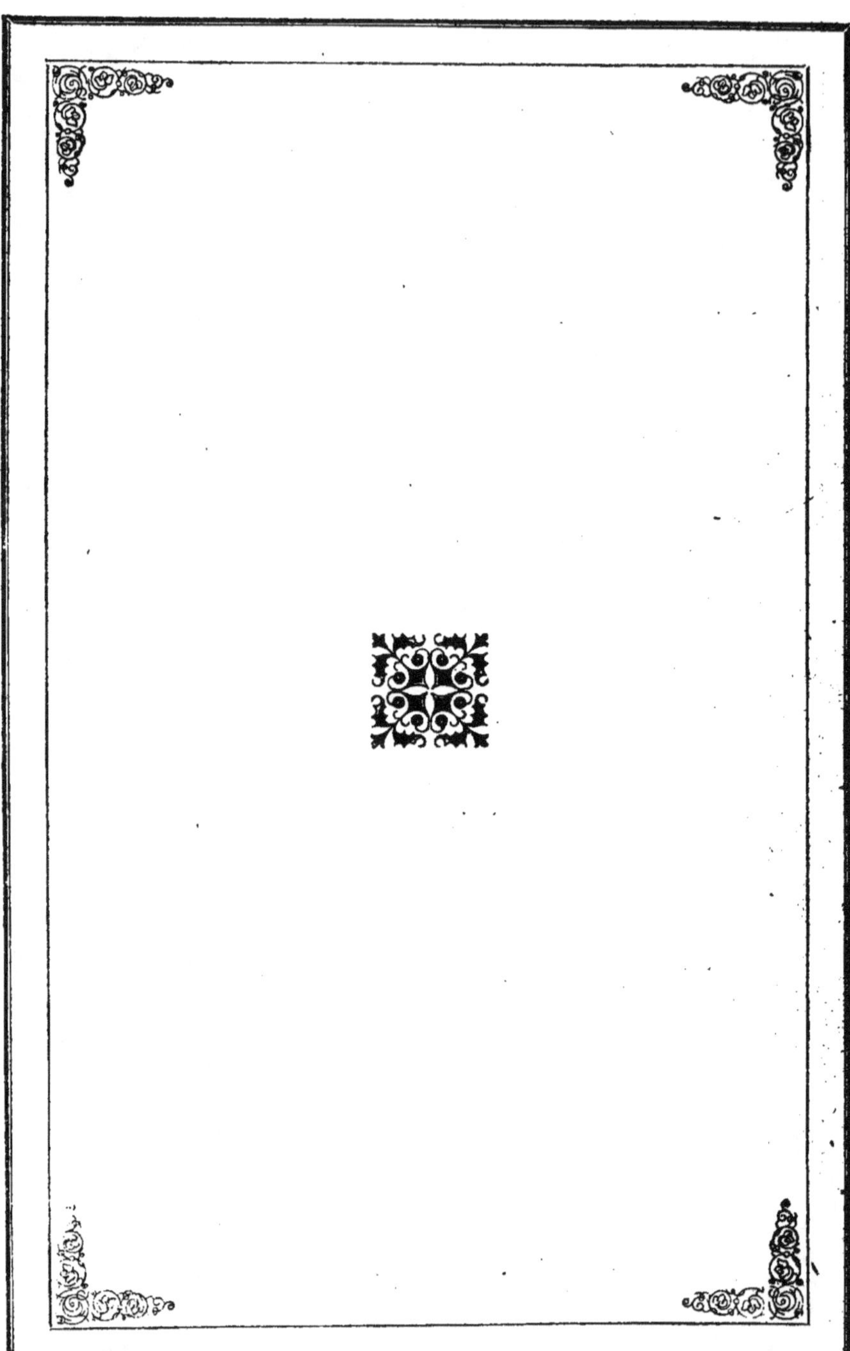